CONTRIBUTION A L'ÉTUDE

DU

DÉPLACEMENT ACCIDENTEL DES REINS

PAR

le Dr Martial RIGAL

DOCTEUR EN MÉDECINE DE LA FACULTÉ DE PARIS

PARIS
ALPHONSE DERENNE
52, Boulevard Saint-Michel, 52
1881

CONTRIBUTION A L'ÉTUDE

DU

DÉPLACEMENT ACCIDENTEL

DES REINS

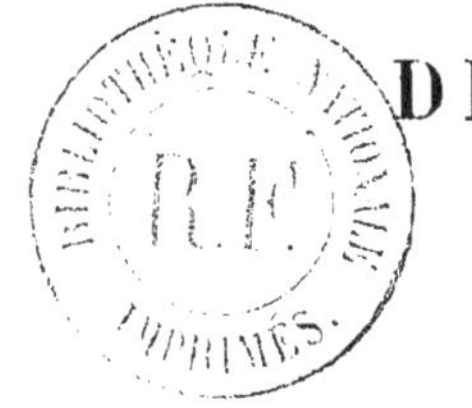

PAR

le Dr Martial RIGAL

DOCTEUR EN MÉDECINE DE LA FACULTÉ DE PARIS

PARIS

ALPHONSE DERENNE

52, Boulevard Saint-Michel, 52

1881

A MON PÈRE, A MA MÈRE

A MES FRÈRE ET SOEURS

MEIS ET AMICIS

A MON PRÉSIDENT DE THÈSE

M. LE PROFESSEUR PETER

A MON MAITRE

M. LE Dʳ GALLARD

Médecin de l'Hôtel-Dieu.

A M. LE Dʳ LANCEREAUX

Médecin de la Pitié.

CONTRIBUTION A L'ÉTUDE

DU

DÉPLACEMENT ACCIDENTEL DES REINS

AVANT-PROPOS

Dans le courant du mois de juin, nous eûmes l'occasion d'observer un cas de rein mobile dans le service de notre cher et savant maître, M. Gallard, à l'Hôtel-Dieu. A ce sujet, M. Gallard nous fit une excellente leçon au lit de la malade, et nous exposa une idée nouvelle sur la pathogénie de cette affection, dans les cas de néphrite calculeuse. Il nous suggéra alors l'idée de faire des recherches sur ce point encore si obscur de l'histoire de l'ectopie rénale spontanée et, avec sa bienveillance habituelle, nous autorisa à recueillir cette observation et à reproduire l'opinion qu'il avait développée devant nous. En lisant ce que les auteurs ont écrit sur cette matière, nous ne trouvâmes pas leurs explications entièrement satisfaisantes. A leurs théories, nous en avons ajouté une autre ; nous la soumettons à la bienveillante appréciation de nos juges.

Nous laisserons complètement de côté l'ectopie rénale congénitale, ayant seulement pour but de faire la description de la luxation spontanée du rein et de nous occuper surtout de sa pathogénie.

Nous diviserons en six chapitres ce modeste travail.

Dans le premier, nous donnerons un rapide aperçu de l'historique de cette affection.

Dans le deuxième, sur lequel nous avons insisté principalement, nous exposerons l'étiologie et la pathogénie.

Le troisième contiendra l'anatomie pathologique.

Le quatrième sera consacré au tableau clinique de la maladie, à sa marche, ses complications, sa durée.

Le cinquième contiendra le diagnostic.

Le sixième le pronostic et le traitement.

Enfin nous donnerons deux observations inédites dont l'une est due à l'obligeance de notre ami, M. Barrère, et nous en reproduirons quelques autres qui nous ont paru intéressantes.

Mais, avant d'entrer en matière, qu'il nous soit permis ici de remercier notre excellent maître, M. Gallard, de la sollicitude dont il n'a cessé de faire preuve à notre égard durant le cours de nos études médicales.

Nous adressons aussi nos remerciements à M. Lancereaux, professeur agrégé de la faculté, dont les bons conseils ont facilité notre tâche.

HISTORIQUE

L'ectopie accidentelle des reins, quoique encore peu connue de beaucoup de médecins, a été cependant étudiée depuis longtemps. Déjà, Riolan, en 1682, disait de cette affection : « La cause en vient non-seulement de ce que la graisse, dont ils sont enveloppés, se fond, mais aussi de ce qu'étant devenus trop grands et trop lourds, soit par une tumeur qui y soit engendrée, soit par une pierre qui est enfermée dedans leur bassinet, ils sont portés en bas par leur poids, leurs attaches n'étant pas assez fortes pour les retenir en leur place, d'où il arrive qu'après avoir demeuré quelque temps dans le lieu où ils sont tombés, ils se pourrissent et deviennent pleins d'abcès. »

Depuis Riolan, on trouve mentionnés quelques cas isolés de mobilité et de déplacement du rein, mais ce n'est qu'en 1841 que Rayer (1) en publia un assez grand nombre dans son *Traité des maladies des reins*. Plus tard vinrent quelques travaux sur ce sujet par Oppolzer, à Vienne, Henoch, en Allemagne, et Willis en Angleterre.

En France, Nélaton (2) rapporta quelques cas et Trousseau (3) consacra à cette affection quelques leçons cliniques

1. *Traité des maladies du rein*, T. III, p. 769, Paris 1841.
2. *Gazette des hôpitaux*, p. 346, 1854.
3. *Clinique médicale de l'Hôtel-Dieu*, T. III, p. 797.

à l'Hôtel-Dieu. Fritz (1), Becquet (2), Rollett (3) publièrent aussi des mémoires très importants sur l'ectopie rénale. En 1867 (4), M. Guéneau de Mussy rapporte onze faits personnels dans deux leçons cliniques publiées dans l'*Union médicale.*

En 1874, M. Lancereaux (5) a consacré dans son article *Rein* du *Dictionnaire encyclopédique* un assez grand nombre de pages à la description de la mobilité rénale, a rapporté tout ce qui avait été dit sur cette question, et se basant aussi sur un certain nombre d'observations personnelles, a fait un travail très important auquel nous ferons de fréquents emprunts. Reprenant la question, en 1880 (6), au sujet de nouveaux cas observés par lui, il a publié dans l'*Union médicale* quelques leçons d'où nous extrairons deux observations.

1. *Archives générales de médecine*, p. 158, 1859.

2. *Essai sur la pothogénie des reins flottants* (*Archiv. gén. de méd.* 1865).

3. *Pathologie und Therapie der beweglichen Niere*, Calangen, 1866.

4. *Sur les reins flottants* (*Union méd.*) 1867.

5. *Dictionnaire encyclopédique des sciences médicales.* De l'ectopie rénale, 1874.

6. *Union médicale.* p. 255-1880.

ÉTIOLOGIE ET PATHOGÉNIE

La luxation spontanée du rein est spéciale à la femme et n'a été observée que de la dix-huitième à la cinquantième année. Les quelques cas que l'on a cités chez l'homme étaient la conséquence de coups ou de chutes, ou bien d'un déplacement mécanique par un autre organe ou une tumeur, et l'ectopie siégeait par cela même à droite ou à gauche, mais les femmes seules sont exposées à l'ectopie rénale spontanée. Celle-ci siège toujours à droite et s'observe dans la majorité des cas chez les femmes qui ont eu plusieurs grossesses ou tout au moins des fausses couches.

Cette constance de la luxation du rein droit n'a pas reçu d'explication satisfaisante. Cruveilhier prétendait qu'elle était due à une pression du corset plus considérable du côté droit que du côté gauche. M. Guéneau de Mussy donne de ce fait, dans une leçon clinique, deux explications que nous reproduisons textuellement : « La fréquence plus grande de l'ectopie du rein droit me semble avoir une raison anatomique : Ce rein est situé plus bas que le gauche, dans une fossette creusée sur la face inférieure du foie ; toutes les secousses imprimées par le diaphragme à la grande hépatique, toutes les modifications de volume que celle-ci éprouve sous l'influence d'un afflux sanguin plus ou moins actif, retentissent sur lui. Ne serait-il pas permis d'admettre aussi que l'utérus gravide, étant le plus souvent incliné vers l'hypochondre droit, il puisse modifier les rapports des organes qui y sont placés, et, après l'accouchement, les laisser moins fixes et moins bien contenus? »

La pathogénie de cette affection est très discutée ; autant d'auteurs qui ont écrit sur cette matière, autant d'opinions diverses.

Nous nous contenterons de citer les principales théories qui ont été émises, en n'insistant que sur celles qui nous ont paru les plus importantes.

Les uns rattachent le déplacement à un effet tout mécanique. Cruveilhier et d'autres ont accusé la pression du corset sur l'hypochondre droit, mais cette pression s'exerçant également sur l'autre hypochondre pourquoi le rein gauche de se luxerait-il pas aussi bien que le droit? Or, cela n'est pas. D'autres prétendent que l'ectopie rénale est la conséquence d'un amaigrissement rapide qui, en diminuant la masse graisseuse de l'enveloppe du rein, relâcherait ainsi les moyens de contention de cet organe et le prédisposerait à un abaissement. D'autres, se fondant sur ce que la mobilité du rein s'observe surtout chez des femmes ayant eu plusieurs grossesses, ont invoqué comme cause initiale du déplacement un défaut de résistance dû à la flaccidité et à la dépressibilité de la paroi abdominale, hypothèse qui nous paraît fort douteuse car les moyens de fixité de l'organe urinaire se trouvent dans son atmosphère cellulo-fibreuse et le repli du péritoine et non dans la paroi abdominale.

Braun, ainsi que Oppolzer et Urag (1), pense que la cause doit en être attribuée à l'augmentation morbide du

1. *Extr. dans Arch. gén. de méd.*, août 1858.

volume et du poids du rein et cite un cas d'hydronéphrose qui paraît en effet avoir déterminé cette affection.

Rayer rapporte un cas dans lequel le rein paraît s'être déplacé sous l'influence d'une hypertrophie du foie et nous donnons plus loin une observation analogue de M. Lancereaux.

Fritz dans son mémoire pense que la chloro-anémie joue le rôle de cause prédisposante dans la production du rein mobile, mais il est bien plus probable qu'on ne doit voir là qu'un effet de cette maladie qui coïncide souvent avec des troubles de la menstruation qui peuvent à eux seuls expliquer l'anémie.

Becquet ayant observé une femme chez laquelle le rein devenait plus volumineux à chaque époque menstruelle et avait fini par se déplacer et devenir mobile, en avait conclu que le point de départ du rein flottant pouvait se trouver dans un trouble des fonctions menstruelles de la femme. M. Lancereaux se rattache en partie à cette idée, mais ne l'admet pas entièrement. Cette théorie, dit-il, est vraie dans certains cas, mais elle ne l'est pas toujours. Les relations entre le rein et l'ovaire sont incontestables, les anastomoses entre le plexus rénal et le plexus ovarique sont connues; mais, en outre, il fait remarquer que chez la plupart des malades qu'il a soignées, il n'existait pas seulement un trouble fonctionnel, comme chez celle de Becquet, mais une lésion matérielle des organes génitaux. Alors, il y a des raisons de croire, ajoute-t-il, que ces lésions matérielles ont été la cause et le point de départ d'un trouble de l'innervation rénale ayant peu à peu contribué au déplacement de l'organe urinaire. Il admet donc une cause nerveuse et pense que la plupart des femmes chez qui l'on observe cette affection sont des hystériques.

Quant à nous, nous croyons que dans la plupart des cas on doit invoquer un autre mécanisme et nous pensons que l'ectopie du rein est due à une augmentation de poids et de volume de cet organe, augmentation dépendant de la congestion rénale pendant la grossesse. En effet, comme l'a si bien établi M. le professeur Peter (1), dans ses *Leçons de clinique médicale*, il y a chez les femmes grosses une plus grande masse de sang en circulation. La preuve en est donnée par le fait de l'hypertrophie du cœur pendant la gestation, cet organe s'hypertrophiant parce qu'il lance une plus grande quantité de sang pour pourvoir à la nutrition du fœtus. La preuve en est encore dans les étouffements, les hémoptysies, les attaques d'apoplexie pulmonaire, l'ictère, les troubles nerveux, etc., tous phénomènes pathologiques, observés pendant la grossesse et qui sont dus à ce que la pléthore, physiologique d'abord, est devenue facilement pathologique sous l'influence d'une cause occasionnelle.

De même dans le rein, et pour la même raison, il y a une congestion considérable, physiologique d'abord, mais qui peut devenir morbide et engendrer alors l'albuminurie, complication si fréquente chez la femme enceinte. Par le fait de cette congestion, le rein devient plus volumineux et plus lourd, et cette augmentation dans le poids de cet organe a pour effet de le faire glisser peu à peu de la partie supérieure de sa loge cellulo-fibreuse et de le faire progresser vers le bassin ; le rein flottant est alors constitué.

1. *Leçons de clinique médicale*, t. II, p. 599, 1879.

Peut-être une seule grossesse ne suffit-elle pas toujours à produire un déplacement assez considérable pour qu'il puisse facilement être constaté, mais qu'il y ait ultérieurement un ou plusieurs enfantements, ces congestions répétées accentueront le déplacement et le rein deviendra peu à peu complètement libre dans la cavité abdominale. Nous n'apportons aucun fait, ni clinique ni anatomo-pathologique, à l'appui de notre hypothèse, mais nous nous fondons sur ce que la plupart des femmes chez lesquelles on a constaté une ectopie rénale ont eu une ou plusieurs grossesses et que les symptômes de cette affection ont toujours apparu quelques jours ou quelques mois au plus tard après leur accouchement.

M. Gallard, dans certains cas particuliers, invoque un mécanisme tout différent. Dans la néphrite calculeuse, le rein, augmenté de volume, dilate l'atmosphère cellulo-fibreuse qui l'entoure. Il y a souvent, on le sait, propagation de l'inflammation du rein à son enveloppe, et de là au péritoine ; cette péritonite, presque toujours partielle, est la cause d'adhérences entre le tissu péri-rénal et les organes voisins. Plus tard, sous l'influence d'une guérison définitive ou d'une amélioration momentanée, le rein diminue de volume, mais son atmosphère celluleuse, par suite des adhérences qu'elle a contractées, ne peut le suivre dans son retrait, et alors le rein, beaucoup plus petit que sa loge, quitte sa position normale et apparaît libre et flottant dans la cavité abdominale.

En résumé les causes pathogéniques de l'ectopie rénale sont multiples. Cependant, dans la grande majorité des cas, elle doit être attribuée à une congestion et par suite une augmentation de poids de l'organe urinaire, due quelquefois à une hydronéphrose, à des calculs, mais le plus souvent à la congestion déterminée par la grossesse ; dans d'autres circonstances elle paraît être la conséquence du retour du rein, d'abord hypertrophié, à son volume normal et de son énucléation de l'enveloppe cellulo-fibreuse.

ANATOMIE PATHOLOGIQUE

Avant de décrire les lésions que détermine le rein flottant, il nous paraît utile de donner quelques détails sur les moyens de contention et de fixité de cet organe.

Les reins sont maintenus dans la position qu'ils occupent par une enveloppe cellulo-fibreuse, le péritoine, et un faisceau vasculo-nerveux. L'enveloppe cellulo-fibreuse se compose d'un élément adipeux et d'un élément cellulo-fibreux. Ce dernier se dédouble en deux feuillets, dont l'un passe transversalement en avant du rein comme le péritoine qui l'accompagne et auquel il est uni par une légère couche de tissu cellulaire ; l'autre tapisse la face postérieure du rein, les vaisseaux, et va se confondre avec le premier au niveau du bord supérieur du rein qui est ainsi séparé de la capsule surrénale.

A la partie inférieure, ces deux feuillets vont en s'amincissant de plus en plus se terminer au détroit supérieur du bassin. L'artère et la veine rénales concourent aussi, dans une certaine mesure, à maintenir le rein dans sa position normale. On voit par suite de ces dispositions anatomiques que le rein ne peut se déplacer ni en haut ni en dehors, mais bien en bas et en avant. D'après Fritz, le rein est surtout retenu en place par le péritoine, et ce qui le prouve, dit-il, c'est la facilité avec laquelle on enlève l'organe lorsqu'on déchire la séreuse sur le cadavre, et cette disposition anatomique est pour lui le premier élément étiologique de l'ectopie rénale; puis qu'une violence quelconque survienne avec une pression assez énergique pour vaincre l'obstacle qui le retient, le rein quitte sa place et apparaît libre tout à coup dans l'abdomen.

Le rein déplacé est tantôt fixe et tantôt mobile dans la position qu'il occupe. Lorsqu'au niveau de l'organe urinaire déplacé, il se fait une péritonite plus ou moins circonscrite, des adhérences se produisent entre le rein et les organes voisins, et le rein occupe alors une position constante. Le rein fixe forme une tumeur dont la position est toujours la même. Son extrémité inférieure est portée en avant et en dedans et déborde un peu le muscle droit de l'abdomen ; son grand axe se trouve situé sur une ligne partant de l'extrémité de la dernière fausse côte et allant au milieu de l'arcade crurale. Les vaisseaux du rein subissent, par suite de cet abaissement, une élongation qui varie avec le déplacement. Ce déplacement est plus ou moins considérable selon les individus et même selon l'époque à laquelle il a commencé, car il ne faut pas oublier que la luxation spontanée du rein ne se fait pas brusquement, mais d'une façon lente et progressive. Le rein peut être porté plus ou moins bas et repose quelquefois sur la fosse iliaque.

L'ectopie rénale ne donne lieu par elle-même à aucune lésion du rein, mais on trouve souvent à l'autopsie des altérations diverses, telles que hydronéphrose, calculs rénaux, néphrite, qui ne sont qu'une simple coïncidence. On a noté aussi une compression de la veine cave inférieure ayant donné lieu à de l'œdème des membres inférieurs, mais le rein se portant toujours en avant, il ne nous semble guère plausible d'attribuer ces accidents à la compression de ce vaisseau par l'organe urinaire. On a encore signalé comme effets de la compression une constipation opiniâtre et même des symptômes d'obstruction intestinale.

SYMPTOMATOLOGIE

Souvent on n'observe chez les malades atteints d'ectopie rénale aucun trouble fonctionnel ; notre observation I nous montre une malade qui a le rein droit déplacé depuis vingt-cinq ans environ, et qui ne nous a accusé qu'un léger sentiment de pesanteur, survenant à de très rares intervalles et à l'occasion d'une fatigue. C'est sans doute pour cette raison que les observations de reins mobiles ne sont pas plus fréquentes, car les malades, n'éprouvant ni gêne ni douleur, ne consultent pas le médecin. Aussi un médecin de Dresde, M. Walther, qui a examiné à ce point de vue tous les sujets soumis à son investigation, a pu constater l'extrême fréquence de cette affection qui est ordinairement inconnue de celui qui en est atteint.

Les symptômes observés dans cette maladie sont de deux ordres : locaux et fonctionnels.

Symptômes locaux. — Ceux-ci se rapportent à l'existence dans la cavité abdominale d'une tumeur qui est constituée par le rein déplacé. Pour bien en apprécier les caractères, le médecin, se plaçant du côté affecté, glisse sa main gauche derrière la région lombaire, entre la dernière côte et la crête iliaque, tandis que de sa main droite il déprime lentement la paroi abdominale.

Refoulant ainsi la masse intestinale, il arrive au contact de la tumeur dont il peut constater et la nature et la mobilité insolite.

On sent alors une tumeur lisse, dure, à contours circulaires, ovoïde, mobile et fuyant sous les doigts. Son grand axe est toujours dirigé de dehors en dedans et de haut en bas. Son bord externe et ses extrémités paraissent convexes et au niveau de son bord interne, on sent une dépression qui correspond au hile de l'organe. Ce rein est souvent mobile ; on peut le faire flotter dans l'abdomen, de manière à l'amener jusqu'au niveau de l'ombilic. Cependant dans quelques cas la mobilité fait absolument défaut ; le rein est alors fixé par des adhérences dues à une péritonite partielle. La malade qui est l'objet de l'observation I nous présentait elle-même son rein en pressant d'arrière en avant sur la région lombaire droite. Lorsqu'on exerce sur ce rein déplacé une pression assez forte les malades disent éprouver une sensation analogue à celle qu'ils éprouvent lorsqu'on presse de la même manière la région lombaire opposée. On peut quelquefois le refouler en haut, en arrière et en dehors et lui faire reprendre sa situation normale qu'il quitte d'ailleurs aussitôt qu'on a retiré la main.

La percussion pratiquée en avant de la tumeur fait percevoir un son tympanique sourd, qu'on distingue assez facilement du son tympanique aigu de l'intestin. Cette sonorité, au lieu de la matité qu'on croirait devoir exister au niveau du rein déplacé, s'explique facilement par la présence des anses intestinales, au devant de lui. Ce caractère peut quelquefois aider à éviter une erreur de diagnostic, d'une tumeur du foie, par exemple. La région lombaire correspondante donne, au lieu de la matité normale, un son tympanique qui disparaît à son tour lorsqu'avec la main on peut refouler le rein en haut et en arrière et le maintenir dans sa position première.

Symptômes fonctionnels. — On a attribué à l'ectopie rénale divers troubles qui n'étaient le plus souvent dus qu'à une affection concomitante. En réalité, les troubles fonctionnels sont souvent nuls, ainsi que le démontrent les recherches de M. Walther. Parfois l'individu affecté s'aperçoit accidentellement de l'existence dans son abdomen d'une tumeur dure, mobile et dont il ne souffre pas. Mais le plus souvent c'est à l'occasion d'une fatigue, d'une chute que le malade s'en aperçoit et va consulter un médecin.

Le premier symptôme observé, dans ces cas, est une sensation plus ou moins vive siégeant dans l'un des côtés de l'abdomen. Souvent ce n'est qu'un simple sentiment de pesanteur ou de tiraillement, mais quelquefois il survient des crises douloureuses extrêmement pénibles, accompagnées de vomissements et qui peuvent simuler un accès de coliques néphrétiques. Quelques malades disent qu'un de leurs organes s'est décroché et flotte dans leur ventre.

Quoi qu'il en soit des sensations ressenties, elles s'aggravent généralement par les marches longues ou rapides, les grands efforts, les exercices gymnastiques, et les malades se voient forcés de garder le lit. Ces douleurs disparaissent ordinairement au bout de quelques jours de repos. On a aussi fait remarquer que quelques malades éprouvent des douleurs plus vives au moment de la fluxion cataméniale. On a indiqué encore, comme symptômes dépendant de l'ectopie rénale, des pleuralgies, de l'hypéresthésie ovarienne, de la douleur à la pression le long de la colonne vertébrale. D'autres fois les douleurs s'irradient dans la cuisse, l'épigastre et les derniers espaces intercostaux. Pour M. Guéneau de Mussy, ces douleurs sont le résultat d'un phénomène réflexe dont le rein est le point de départ, et qui retentit sur les nerfs spinaux par l'intermédiaire de la moelle et des ganglions du sympathique. On a aussi observé des troubles de la motilité et Rayer rapporte une observation dans laquelle il fait mention de douleurs et faiblesse dans les membres inférieurs.

Il existe souvent des troubles digestifs plus ou moins accusés ; c'est ordinairement une dyspepsie flatulente accompagnée de pyrosis, de vomissements et de crises gastralgiques ; c'est cet ensemble de symptômes que ressentait à des intervalles plus ou moins éloignés la malade de notre observation II. Dans quelques cas on a noté une diarrhée bilieuse ou dysentériforme. M. Lancereaux rattache ce flux intestinal à un trouble de l'innervation. Il se fonde sur l'expérience d'Armand Moreau qui, après avoir coupé les nerfs qui se rendent à une portion d'intestin placée entre deux ligatures, a vu l'anse intestinale isolée, se remplir d'un liquide analogue à celui des diarrhées séreuses. On conçoit, en effet, dit-il, que les nerfs du plexus rénal, qui entourent l'artère de même nom, se trouvant tiraillés et allongés, puissent provoquer des irradiations douloureuses dans les organes voisins, et déterminer en même temps, par action réflexe, une paralysie des nerfs de l'intestin, émanés comme eux du plexus solaire.

Du côté de la circulation, peu de désordres à noter, si ce n'est parfois des palpitations ; on a même signalé un léger souffle qui doit plutôt être attribué à l'anémie ou à une affection cardiaque concomitante.

Quant à la sécrétion urinaire, elle n'est aucunement troublée ; il en est de même de la miction. Cependant dans un cas il existait du ténesme vésical accentué. Était-il dû à la compression de la vessie par le rein ou bien au tiraillement de l'uretère, et par son intermédiaire, de la tunique musculaire de la vessie? On a observé quelquefois de la polyurie, et dans quelques cas l'urine se charge d'albumine, mais c'est qu'une lésion rénale est venue s'ajouter au déplacement.

L'ectopie rénale jette souvent les femmes qui en sont atteintes dans la mélancolie et l'hypochondrie. Elles s'alarment vite, en effet, de la présence dans l'abdomen d'une tumeur que les efforts du médecin sont impuissants à faire disparaître.

Les complications du rein flottant sont peu nombreuses. Dans une observation de Rayer, la jambe et la cuisse droite étaient fortement œdématiées ; il attribuait cet accident à une compression par le rein de la veine cave inférieure ; cette explication nous paraît fort douteuse. D'autres fois, il est survenu une péritonite membraneuse circonscrite qui a immobilisé l'organe à un certain degré. Dans un cas rapporté par le Dr Hohl, le rein déplacé fut un obstacle à l'accouchement. Dans deux accouchements que cette femme avait faits, il s'était formé, chaque fois, dans le côté gauche du bassin, une tumeur dans laquelle chaque contraction de l'utérus excitait une douleur fixe et croissante ; le passage de la tête en était retardé ; toutefois les deux accouchements furent heureux.

La plupart des auteurs reconnaissent deux périodes au développement du rein flottant. Dans la première, pendant laquelle la mobilité de l'organe urinaire se produit lentement et progressivement, on observe des douleurs spontanées et augmentant surtout par la pression et la fatigue. Dans la deuxième, le rein, devenu définitivement libre et flottant dans la cavité abdominale, donne lieu aux symptômes dont nous avons parlé. Il peut arriver enfin que le rein soit fixé par suite d'adhérences contractées avec les organes voisins. La première phase de cette affection ne nous paraît pas avoir été souvent observée, car, en lisant attentivement les observations, on voit que le diagnostic de l'ectopie rénale a toujours été fait alors que le déplacement était complet, sauf peut-être dans le cas de Becquet qui a manifestement constaté un abaissement graduel et progressif de l'organe.

DIAGNOSTIC

La mobilité rénale a été la source d'innombrables erreurs de diagnostic.

Les douleurs éprouvées par les malades dans les reins, les hypochondres, sont souvent prises pour des coliques nerveuses, et l'examen local qui montre l'existence de la tumeur dont nous avons donné les caractères peut seul faire éviter l'erreur. Quelquefois on pourrait croire à des névralgies lombaires, mais on devrait se souvenir dans ce cas que les névralgies ont des points douloureux bien connus. On confond souvent encore les crises douloureuses causées par cette maladie avec des coliques néphrétiques, mais celles-ci s'irradient vers les aines, s'apaisent brusquement et sont suivies de l'émission d'une urine chargée de graviers et de concrétions calculeuses.

On a confondu le rein déplacé avec toutes sortes de tumeurs pouvant siéger dans cette région : des abcès par congestion, des hypertrophies ou des tumeurs du foie, des voies biliaires, des capsules surrénales, de l'intestin (accumulation de matières fécales), des glandes lymphatiques, etc. Trousseau rapporte qu'une femme, atteinte de cette affection, avait été examinée par plus de dix médecins qui tous, un seul excepté, avaient adopté l'idée de l'existence d'une tumeur maligne du foie. Celui qui différait d'opinion, croyait à une tumeur de la matrice.

Les tumeurs du foie embarrasseront souvent le médecin,

mais une tumeur formée par cet organe n'est pas mobile comme celle formée par le rein ; il existe souvent en outre une zone, située entre le foie et la tumeur, présentant à la percussion le son tympanique aigu de l'intestin, et le son tympanique sourd, obtenu en percutant au devant du rein, diffère essentiellement de la matité hépatique. Nous rapportons plus loin une observation de M. Lancereaux dans laquelle Trousseau lui-même avait conclu à l'existence d'une tumeur du foie.

Les tumeurs de la vésicule biliaire sont piriformes, à grosse extrémité dirigée à gauche ; leur mobilité est peu considérable et il est impossible de les refouler au-dessous du foie ainsi qu'on peut le faire lorsqu'il s'agit d'un rein mobile.

Dans les quelques observations de déplacement de la rate qui existent dans la science, on a toujours pu constater que la tumeur était beaucoup plus volumineuse et située plus bas que le rein gauche déplacé ; que la percussion de la région splénique donnait un son tympanique au lieu de la matité normale, tandis que la région rénale présentait la même matité qu'à l'état normal et du côté opposé ; enfin que la tumeur rendait un son complètement mat. Les symptômes observés présentaient dans ces cas une gravité beaucoup plus grande.

Les tumeurs de l'intestin, formées par l'accumulation de matières fécales, sont bosselées, généralement cylindriques, donnent lieu à des troubles caractéristiques des fonctions digestives et disparaissent souvent à la suite de l'administration d'un purgatif.

On n'observe aucun déplacement des capsules surrénales; les tumeurs du mésentère sont presque toujours multiples et ne sont pas douloureuses comme l'organe urinaire.

Les abcès ossifluents sont des tumeurs fixes, situées profondément, manifestement fluctuantes, et s'accompagnant d'irradiations douloureuses au niveau de la colonne vertébrale ou sur le trajet des nerfs ; on constatera quelquefois un mal de Pott.

Les corps fibreux de l'ovaire sont indolents et n'offrent pas les mêmes caractères que le rein mobile. Le toucher vaginal combiné au palper hypogastrique fera aisément constater si la tumeur est dépendante ou non de l'utérus.

PRONOSTIC ET TRAITEMENT

L'ectopie rénale est une affection de longue durée qui persiste presque toujours jusqu'à la mort ; avec la ménopause, les douleurs diminuent souvent d'intensité. Cependant on a quelquefois observé la guérison complète, et Hare a rapporté une observation dans laquelle il signale un cas de guérison d'ectopie rénale, survenu à la suite de deux grossesses ; il n'en explique pas le mécanisme, mais on conçoit que l'utérus gravide ait pu refouler et maintenir les reins dans leur position normale.

L'affection, une fois reconnue, deux sortes de traitements sont en présence : le traitement curatif et le traitement palliatif.

Le *traitement curatif* consiste dans l'ablation de l'organe déplacé. La néphrotomie a été l'objet d'un travail de M. Keppler (1) qui prétend que le rein mobile, même non compliqué, est presque constamment une source d'accidents graves pouvant quelquefois amener la mort. Il rapporte onze observations d'extirpation de reins flottants et en tire la conclusion thérapeutique suivante. Tout rein flottant ayant un retentissement fâcheux sur la santé, doit être extirpé. Tel n'est point notre avis, car parmi toutes les observations que nous avons parcourues, nous n'avons trouvé

1. *Des reins mobiles et de leur traitement chirurgical* (*Archiv. de méd.*, juillet 1879, p. 107).

aucun cas de rein mobile ayant amené des accidents assez graves pour nécessiter la néphrotomie.

La principale indication du *traitement palliatif* serait de remettre le rein en place, mais la chose nous est à peu près impossible. Soutenir le rein et le protéger, au contraire, est une indication qu'il est presque toujours facile de remplir d'une manière satisfaisante.

Elle est remplie par l'emploi d'un bandage approprié dont le but est de refouler le rein en haut et en dehors, et de le maintenir dans cette situation. On pourra conseiller au malade de porter une large ceinture de caoutchouc, mais on devra donner la préférence à un bandage élastique, fait sur le plan de la ceinture hypogastrique, muni de sous-cuisses destinés à le maintenir par en bas et d'une pelote un peu concave destinée à refouler et contenir l'organe déplacé. Ce bandage élastique est préférable à la ceinture en caoutchouc, car la pression s'exerce surtout sur le rein déplacé et non sur toute la paroi de l'abdomen.

Les malades devront éviter tout ce qui peut augmenter leurs douleurs : les exercices violents, la gymnastique. l'équitation, la course, la danse, etc. ; les douleurs seront soulagées par le repos au lit, les bains, les cataplasmes, les calmants, surtout les injections de morphine, etc. On devra enfin combattre les symptômes observés par un traitement approprié et opportun, et nous terminerons ce modeste travail en disant, comme Trousseau dans sa leçon clinique sur le même sujet, que l'ectopie du rein est fréquente, qu'elle est habituellement méconnue, que les erreurs qu'elle peut causer ne sont pas moins préjudiciables à la réputation du médecin qu'au bien-être du malade et qu'enfin elle est une infirmité sans gravité, qu'on ne peut guère espérer guérir, mais qu'on peut toujours soulager.

Observation I (inédite).

Recueillie dans le service de M. Gallard à l'Hôtel-Dieu.

Eugénie R..., âgée de 48 ans, journalière, entre le 2 juin 1881 salle Sainte-Martine, service de M. Gallard à l'Hôtel-Dieu.

Pas d'antécédents héréditaires ; a été réglée à 14 ans ; ses règles sont toujours venues régulièrement mais avec abondance et duraient huit à dix jours. Elle a eu deux enfants, l'un à 24 ans et l'autre treize mois après ; en 1870, elle eut une fausse couche à la suite de laquelle survint une métrorrhagie excessivement abondante.

Elle a joui depuis d'une bonne santé jusqu'en 1876, époque à laquelle elle entra dans le service de M. Gallard à la Pitié pour une métrorrhagie abondante et des douleurs très vives. Elle avait alors une fièvre assez forte ; le palper abdominal était douloureux, le ventre était ballonné. Le toucher vaginal fit constater de la rétroflexion et une ovarite double. Elle fut traitée pour cette affection et sortit guérie de l'hôpital peu de temps après.

A la suite de cette maladie, ses règles qui avaient été jusque-là très régulières, apparurent tantôt deux fois par mois, tantôt seulement une fois tous les deux mois.

Un mois avant son entrée à l'Hôtel-Dieu, elle fut prise tout à coup d'une perte utérine assez abondante, d'une douleur vive dans l'abdomen, et de fièvre assez intense ; elle ne se soigna pas, et ce n'est qu'un mois après qu'elle entra à l'hôpital.

Le 2 juin, on constate des douleurs excessives par le toucher abdominal, des épreintes et du ténesme anal, une soif vive, de l'inappétence ; malgré cela pas de fièvre. Au toucher vaginal, on constate une ovarite double et une rétroversion. On lui appliqua des cataplasmes laudanisés sur le ventre ; elle prit des lavements émollients et des bains de siège narcotiques. Ce traitement eut pour effet d'apaiser ses douleurs et on put alors constater la présence d'une tumeur dans l'abdomen. Cette tumeur qui siégeait dans le flanc droit était dure, lisse, à contours circulaires et fuyait sous les doigts ; elle présentait, en un mot, tous les caractères du rein. Elle disparaissait presque complètement par le repos et était alors presque inaccessible à l'examen si l'on n'avait soin de la repousser en avant, en pressant d'arrière en avant avec la main gauche ; la malade elle-même pouvait en exerçant cette pression de sa main droite la faire apparaître en avant, appliquée contre la paroi abdominale.

Interrogée sur l'époque de l'apparition de cette tumeur, la malade répondait qu'elle s'en était aperçue peu de temps après sa seconde grossesse, qu'elle avait été d'abord très effrayée, mais qu'aujourd'hui elle était complètement rassurée, car sa tumeur ne la faisait nullement souffrir. Cependant elle disait éprouver quelques douleurs mais peu vives, après une fatigue ou une longue course. A la pression, elle n'éprouvait aucune douleur.

La malade sortit de l'hôpital trois semaines environ après son entrée à l'Hôtel-Dieu, complètement guérie de son affection des organes génitaux, mais conservant son rein toujours déplacé. Comme elle n'en éprouvait aucune gêne, il ne fut pas jugé à propos de lui faire porter un bandage élastique.

Observation II (inédite)

(Recueillie par M. Barrère dans le service de M. G. Sée à l'Hôtel-Dieu)

Marie T..., âgée de 46 ans, ménagère, entre le 18 juillet 1881, salle Sainte-Jeanne à l'Hôtel-Dieu, dans le service de M. G. Sée.

Pas d'antécédents héréditaires, a toujours été bien réglée, a eu quatre enfants, et ses couches se sont toujours bien passées. Depuis trois mois seulement, ses règles n'ont pas reparu.

Huit jours avant son entrée à l'hôpital, elle a été prise de malaise général, de céphalalgie. Aujourd'hui elle est courbaturée, et ressent des douleurs sourdes dans la région lombaire. La face est animée, la peau sèche et chaude ; la température est de 38°,6. La langue est étalée, blanchâtre et un peu sèche. Il y a de l'anorexie et de la polydipsie. Quelques nausées, mais pas de vomissements, cependant elle rejette parfois des glaires le matin. Pas d'alcoolisme.

Elle accuse des douleurs à l'épigastre, tantôt vives, tantôt très supportables et disparaissant parfois pendant plusieurs jours pour reparaître avant ou après les repas. Ne paraissent pas liées à une affection de l'estomac ; n'a jamais eu d'hématémèse.

La malade raconte qu'elle est sujette à ces états d'embarras gastrique et à des douleurs gastralgiques depuis trois ans environ.

Poumons et cœur sains. Le foie et la rate ont leur volume normal. Pas d'albumine dans les urines.

Diagnostic. — Embarras gastrique léger. On lui donne deux verres d'eau de sedlitz.

Le lendemain un peu de mieux. T. 38°,6.

Le 25 juillet, ni malaise, ni fièvre ; l'appétit est revenu. La malade porte maintenant toute son attention sur ses douleurs épigastriques qui persistent toujours et déterminent des nausées. Le 2 août, la malade dit avoir senti rouler dans l'hypochondre droit une tumeur du volume du poing.

M. Raymond qui remplace le professeur G. Sée examine la malade et trouve en effet une tumeur dans l'hypochondre droit. Cette tumeur siège au-dessus et en dedans de l'épine iliaque antérieure et supérieure droite ; elle est mobile et on peut la faire remonter jusque sous le rebord inférieur du foie ; elle est allongée, ovoïde, à surface légèrement convexe, lisse, élastique ; se présente sous la forme d'un haricot à rebord convexe en dehors, et à légère échancrure sur le bord interne. Quand on presse avec les deux mains sur les bords, le bord externe glisse et vient faire saillie en avant ; on sent alors très manifestement un bord libre à convexité antérieure ; elle n'est pas douloureuse à la pression. La tumeur mesure 11 centimètres de haut en bas et 5 centimètres transversalement.

M. Raymond diagnostique un rein mobile droit.

Interrogée sur l'époque d'apparition de la tumeur, la malade dit qu'elle s'en est aperçue il y a trois ans, à la suite de ses dernières couches. Elle ne la sentait alors que par intervalles et c'est après des fatigues qu'elle devenait plus appréciable.

Depuis cette époque, elle éprouve de temps en temps des troubles dyspeptiques et se plaint de douleurs sourdes revenant par crises au niveau de l'hypogastre.

Son caractére est devenu très irritable ; elle se fatigue au moindre effort.

Le 4 août le rein est rentré dans sa loge, et n'apparaît que lorsque la malade se lève.

Le 8 août les douleurs épigastriques sont plus vives ; cependant il n'y a pas de troubles dyspeptiques.

La malade sort de l'Hôtel-Dieu le 14 août complètement rassurée sur la bénignité de sa maladie.

Observation III

Rapportée par M. Lancereaux dans l'*Union médicale* du mois d'août 1880, p. 232.

Une femme de 28 ans, petite, assez grasse, bien constituée, se présente à ma consultation à la Pitié. Elle se plaignait de douleurs dans le flanc et l'hypochondre droit, et non point à l'épigastre. Elle disait avoir été soignée au dehors pour une maladie du foie et faisait remonter l'origine de ces douleurs à cinq ans en arrière ; elle accusait nettement une exacerbation au moment des règles ou à la suite de la marche, de la station verticale prolongée.

Examinant la malade debout, puis couchée, je sentis, en appliquant la main sur le flanc droit, quelque chose de ferme, lisse, mobile, à peu près au niveau de l'extrémité libre de la dernière fausse côte. Cette tumeur était un peu allongée, placée sur une ligne qui, de l'extrémité de la côte, aurait abouti au milieu de l'arcade de Fallope;

on sentait nettement surtout l'extrémité inférieure qui se trouvait dirigée en avant.

Pour compléter notre examen et confirmer un diagnostic qui déjà n'était guère douteux, j'engageai cette femme à entrer dans notre service, ce qu'elle fit le 2 octobre. Alors, appliquant la main droite sur le flanc droit, déprimant avec la gauche la région lombaire, nous avons pu sentir une tumeur du volume d'un poing d'enfant et apprécier sa consistance ferme, sa surface lisse, sa mobilité qui permettait de la faire glisser entre les mains jusqu'au devant de la colonne vertébrale, et enfin sa forme caractéristique, car elle était exactement celle du rein. L'exploration des organes génitaux permit de reconnaître que le cul de sac vaginal gauche était un peu effacé ; de plus, en déprimant fortement la paroi abdominale avec la main gauche, on sentait une tumeur petite et dure qui paraissait unie à l'utérus. Il n'existait aucun trouble menstruel.

Mais ce que l'examen de cette malade nous révéla d'inattendu, ce fut l'existence d'une tumeur hépatique ; en effet, la matité de la région du foie commençait au niveau du mamelon et se prolongeait jusqu'à trois ou quatre travers de doigt au-dessous du rebord des fausses côtes ; à la palpation, on sentait à droite de la ligne blanche une tumeur qui s'étendait jusqu'à l'angle des côtes et qui, arrondie, lisse, élastique, donnait la sensation d'une fausse fluctuation. En raison de ces signes, cette tumeur nous parut être un kyste hydatique, ce que vint confirmer une ponction capillaire qui ramena une faible quantité d'un liquide transparent non albumineux, après quoi la grosseur parut diminuer. Malheurement la malade ne voulut pas rester à l'hôpital et échappa à notre observation.

Y avait-il, dans ce cas, une relation de cause à effet entre l'existence de la tumeur hépatique et la production du déplacement rénal, celui-ci était-il apparu par une simple coïncidence, ou bien avait-il été le résultat d'un refoulement ? En un mot, était-il spontané ou mécanique ? Deux circonstances plaident ici en faveur d'un déplacement mécanique, c'est, d'un côté, l'absence de lésions des organes génitaux qui, en général, jouent un rôle important dans la luxation spontanée ;

d'un autre côté; la possibilité du refoulement du rein par une tumeur comme un kyste hydatique du foie qui, se développant à la partie postérieure de cet organe, tend à progresser de haut en bas. Je dois dire cependant que les déplacements mécaniques du rein sont extrêmement rares : j'ai examiné bien des tumeurs du foie; je me souviens d'avoir trouvé le rein refoulé en arrière, comprimé, aplati, je ne crois pas l'avoir vu déplacé.

Observation IV

(Du même auteur et extraite également de l'*Union Médicale*, p. 255).

Une grande et belle personne que j'ai connue se maria à vingt-quatre ans; elle eut un enfant quinze mois plus tard, mais l'accouchement fut suivi d'accidents utérins qui nécessitèrent un repos au lit de près d'une année. Après cet intervalle de temps apparurent, pour la première fois, dans le flanc droit, des douleurs plus ou moins vives, paroxystiques, irradiant du côté du ventre, et qui se faisaient sentir surtout après la marche. Le médecin appelé diagnostiqua une hypertrophie du foie et conseilla une saison à Vichy. La malade qui alors habitait Reims, vint consulter Trousseau, qui confirma le diagnostic porté et approuva le traitement prescrit. Aucune amélioration ne se produisit, et, de retour chez elle, cette personne resta plusieurs années enfermée dans sa chambre, retenue par des douleurs pour ainsi dire continuelles. Après de nombreuses médications, toutes inefficaces, on finit par l'envoyer aux bains de mer où le mal empira plutôt qu'il ne s'améliora. Sur ces entrefaites, le mari de cette dame étant venu habiter à Paris, je fus appelé à la voir; j'étais d'autant plus désireux de connaître son état que sa famille était liée à la mienne.

Mon attention, attirée du côté de l'hypochondre droit, siège du mal, je pus m'assurer que le foie ne débordait nullement les fausses côtes, mais, en palpant la région du flanc, je constatai l'existence, sous la main appliquée à plat, d'une tumeur lisse, arrondie, très mobile, que l'on faisait facilement fuir en avant. Indépendamment de la douleur continue il survenait de temps à autre des crises analogues à des coliques hépatiques, généralement suivies de vomissements. Depuis quelques années, ces crises s'accompagnaient parfois d'une diarrhée qui a pris récemment un caractère dysentérique. La marche, les courses en voiture exaspéraient les douleurs et ramenaient les crises ; les époques menstruelles agissaient de même. Le traitement que je conseillai n'ayant pas été exactement suivi n'apporta pas une amélioration notable, aussi cette dame, dont les souffrances exagérées en raison de son état névropathique sont un véritable supplice, n'a pas quitté sa chambre depuis plus de seize ans. Je n'espère pour elle de guérison, sinon de soulagement, qu'au moment de la ménopause.

CONCLUSIONS

L'ectopie rénale est une affection beaucoup plus fréquente que ne semble l'indiquer le petit nombre d'observations recueillies jusqu'à ce jour sur ce sujet.

Elle est habituellement méconnue, car elle donne rarement lieu à des symptômes assez sérieux pour attirer l'attention du médecin et le malade ne s'aperçoit pas de l'existence anormale d'une tumeur dans l'abdomen.

Cette affection s'observe dans la majorité des cas chez des femmes ayant eu plusieurs grossesses, et l'apparition des symptômes a lieu quelques jours ou quelques mois après l'accouchement.

Le déplacement du rein est le plus souvent causé par l'augmentation de poids de cet organe, augmentation provenant quelquefois d'une hydronéphrose, ou de calculs, mais surtout de la congestion rénale observée pendant la grossesse. Dans la néphrite calculeuse elle doit être attribuée à une sorte d'énucléation du rein.

Le traitement a surtout pour but de soutenir le rein, de le protéger et de calmer les souffrances des malades.

Imprimerie A. DERENNE, Mayenne. — Paris, boulevard Saint-Michel, 52.

Imp. A. DERENNE, Mayenne. — Paris, boulev. Saint-Michel, 52.

www.ingramcontent.com/pod-product-compliance
Ingram Content Group UK Ltd.
Pitfield, Milton Keynes, MK11 3LW, UK
UKHW022002260726
13994UKWH00004B/1906

9 782329 114866